# Dieta Alcalina

Descubra por qué una dieta alcalina es tan eficaz para estimular el sistema inmunológico

(La mejor guía para entender el secreto del ph)

**Maria-Belen Valencia**

# TABLA DE CONTENIDOS

Introducción.............................................................. 1

Capítulo 1: Seguimiento De Su Dieta Actual ............... 4

Capítulo 2: Inicio De Un Diario De Alimentos ............ 9

Capítulo 3: La Leptina E La Grelina ...............................18

Capítulo 4: Lineamientos Sobre Dietas De Reflujo Ácido Apropiadas Y Alimentos A Evitar ......................21

Chapter 5: Evita Cualquier Comida Antes De Ir A Dormir ..............................................................................24

Capítulo 6: Carnes Magras Y Fuentes Saludables De Proteína..........................................................................27

Capítulo 7: ¿Cómo Funciona La Dieta Alcalina? ......34

Capítulo 8: Cómo Crear Un Plan De Dieta Alcalina 44

Sopa De Zanahorias Y De Puerros.................................50

Delizioso Porridge Di Noci Di Tigre Con Frutta........53

Súper Batido Desintoxicante De Col Rizada Y Pepino ...........................................................................................55

Calabazas Espagueti Rellenas De ................................57

Gachas Alcalinas Con Cobertura ..................................60

Tazón De Acai Exótico.....................................................62

Súper Batido Anti-Cáncer De Kiwi Y Jengibre..........64

Batido De Melocotón Dulce................................69

Sándwich Alcalino .............................................70

Smoothie Con Germinados Y Camotes.......................73

Té De Chile Caliente ..........................................76

Rosquillas De Coco ............................................78

Chucrut Y Ensalada Con Huevos.............................80

Mezcla De Espinacas, Calabacines Y Berenjenas ....81

Smoothie Proteico Vitaminico.............................85

Delizioso Budino Di Riso Fatto Con Quinoa E Mandorle ..............................................................86

Batido De Mantequilla De Almendras Con Bayas...89

Almuerzo: Pasta Kale Pesto ...............................91

Dulces Alcalinos................................................93

Sándwich Alcalino .............................................96

Panqueques De Banana.....................................98

Pasteles De Verduras.........................................101

Frullato Mente Brillante....................................104

Recetas Requeridas..........................................105

Deliciosa Dieta De Verduras Salteadas ..............107

Sabroso Batido De Musgo De Mar......................109

# Introducción

Sabemos que una dieta con un Ph equilibrado es una parte esencial para contar con buena salud a largo plazo.

Gracias a ella, conseguimos fuerza, energía, bienestar y el aumento de la longevidad, la reducción de las enfermedades crónicas.

Escribí este libro para proporcionarle un marco completo que le permita gestionar por sí mismo el equilibrio ácido-base en su cuerpo. Simplemente le muestro cómo identificar los desequilibrios ácidos, cómo monitorear fácilmente su nivel de pH y qué estilos de vida afectan el pH. No es una simple guía de pérdida de peso o un libro de cocina.Uno de los elementos clave de este libro es que le mostrará cómo seleccionar los alimentos que debe comer para lograr un equilibrio óptimo de pH en su dieta.

Después de leer mi libro, puede utilizar las listas de control "los diez mejores/peores" en el capítulo final, que se puede utilizar como punto de referencia diaria.

PD: Le pido que no lea este libro como si leyera una novela, ¡debe aplicar los principios para obtener resultados! Si no hace nada para mejorar su salud, nada cambiará.

# Capítulo 1: Seguimiento De Su Dieta Actual

Dicen que la definición de locura es hacer lo mismo una y otra vez y esperar resultados diferentes. In order to be on the right path towards easy achievement of your goals, you must first know yourself and understand your habits.

Cómo y qué come puede cambiar todo al perder peso, y si no está listo para seguir su dieta y ver cómo cambia, desafortunadamente, es posible que nunca alcance sus objetivos de pérdida de peso o su potencial.

Una de las mejores maneras de comenzar a embarcarse en una dieta infalible es realizar un seguimiento de la dieta que está siguiendo actualmente. ¿Qué ganas todos los días? ¿Cuál es el esquema básico de lo que comes? ¿Estás haciendo todo lo posible para cuidar tu cuerpo o te estás dando demasiado espacio?

¿Estás cansado y ocupado y sientes que no tienes más remedio que comer comida rápida todo el tiempo? ¿O simplemente no tiene ni idea en la cocina y está frustrado con el tiempo y la preparación necesarios para preparar una comida saludable al final de un largo día?

Independientemente de cualquier caso, hacer un seguimiento de su estado de ánimo actual es una excelente manera de comenzar a cambiar su vida. Pero, ¿cómo vas con tu estado de ánimo actual?

En primer lugar, debes tener una libreta o diario donde apuntes lo que ha ido sucediendo cada día.

Sencillo Comience por el principio, y si fácilmente le resulta tan difícil beber agua en lugar de otras bebidas azucaradas poco saludables, también debe incluir lo que ha consumido realmente como agua. Comience desde el momento en que se despierte y no se detenga hasta que haya terminado de comer por el día.

Si te levantas a tomar un refrigerio, incluye estos casos después de que sucedan al día siguiente si te sientes muy cansado. Sin embargo, los mejores resultados se obtienen cuando eres honesto acerca de tus hábitos alimenticios y los registras rápidamente.

Hacer un seguimiento de su dieta es más fácil de lo que parece. Lo que puede ser difícil es leer las publicaciones y darte cuenta de que no estás haciendo lo mejor para tu cuerpo y tu mente.

Cuando este es el caso, puede comenzar a sentir que está fallando en sus objetivos y esto puede darle una sensación de vergüenza y baja autoestima que puede dificultarle avanzar hacia su objetivo.

Pero en lugar de culparte por ello, debes verlo como una oportunidad para mejorar en el futuro. Para la mayoría de las personas, puede llevar un tiempo desarrollar un hábito.

De hecho, biológicamente, puede tomar 7 días para que se forme un hábito repitiendo comportamientos positivos. Cuando se refuerzan estos nuevos hábitos, se sorprenderá de lo difícil que es reconocerse a sí mismo.

En lugar de vivir una vida consumida por los efectos de tus hábitos negativos y malos patrones, es posible que descubras que eres una persona fuerte, capaz de hacer grandes cambios en ti mismo y en tu entorno.

Para comenzar tal esfuerzo, definitivamente debe comenzar por hacer un seguimiento de la dieta actual que está siguiendo, incluso si sus hábitos actuales no son muy saludables.

## Capítulo 2: Inicio De Un Diario De Alimentos

Todo el mundo comete errores, y cuando te has apegado a un mal hábito por suficiente tiempo, puede ser difícil hacer lo contrario. Sin embargo, el truco no es avergonzarse, sino simplemente aceptar dónde se está y ser completamente honesto y transparente al respecto.

No todos pueden ver las duras verdades de una situación con la fuerza necesaria para implementar cambios utilizando la información que han observado sobre sí mismos, pero es algo que puede ser drásticamente curativo y una herramienta muy útil para hacer cambios positivos en la vida en este momento. y para los próximos días.

Una vez que comience a realizar un seguimiento de su dieta actual y tenga una buena comprensión de lo que está haciendo que podría estar frenando su viaje de pérdida de peso, es una buena idea comenzar un diario de alimentos.

Un diario de alimentos es una excelente manera de ayudarlo a realizar un seguimiento de las recetas que desea preparar y crear planes de comidas que lo ayudarán a seguir una dieta saludable llena de frutas y verduras.No solo eso, sino que también contribuirá en gran medida a crear el tipo de responsabilidad que realmente necesita para realizar cambios realmente saludables y apegarse a ellos.

Su diario de alimentos puede ser la misma entrada que hizo para ver cómo es su dieta diaria. No tiene que ser así. También puede usar un cuaderno diferente para crear su diario de alimentos. El diario de alimentos es una herramienta muy útil para ayudarlo a perder peso y simplemente realizar un seguimiento de su dieta.

Quiere algo que lo ayude a asumir la responsabilidad de lo que está poniendo en su cuerpo todos los días; de lo contrario, puede ser difícil recordar que nos mantenemos encaminados por una razón. Los seres humanos tienen una tendencia a pensar a corto plazo y carecen de la capacidad de planificar para el futuro.

Cuando puede planificar con anticipación, como usar un diario de alimentos para ayudarlo a enumerar los ingredientes y las comidas que necesita o le gustaría probar, realmente puede proporcionar una base sólida y una rara oportunidad de ver cómo cada pequeña elección que hace. puede ser algo que mejore tu futuro o te impida convertirte en la persona que quieres ser.

Cuando comprendas las profundas consecuencias de cada una de tus acciones, te ayudará a pensar más profundamente sobre las decisiones que debes tomar a diario.

Cuando no comprende, puede ser casi imposible seguir un programa o régimen que proporcione a su cuerpo el sustento curativo que necesita para prosperar.

Mediante el uso de un diario de alimentos, podrá ver cuándo y dónde pueden surgir sus antojos de ciertos alimentos. Por ejemplo, puede descubrir que cuando está estresado o demasiado cansado para cocinar, comienza a desear cosas que son mucho menos saludables.

Pero cuando está menos estresado o tiene mucho tiempo para cocinar, descubre que es mucho mejor hacer un esfuerzo adicional para asegurarse de comer alimentos saludables y hacer cosas que mejorarán su salud.

Para hacer el mejor uso de un diario de alimentos, primero debe asegurarse de que está siendo honesto con sus entradas. Escriba fácilmente todos los días y trate de registrar los alimentos que está comiendo justo después de comerlos.

Si lo desea, también puede registrar su valor nutricional para tener una idea de lo que está consumiendo en un día determinado, por lo que no se sorprenderá si descubre que ha ganado o perdido peso.

A continuación, como puede haber considerado con la palabra "diario" involucrada, también debe registrar cómo se sentía con respecto a los alimentos que estaba comiendo y cómo se sentía antes de comer esos alimentos.

También debe tomarse un tiempo para considerar cómo se sintió después de comer estos alimentos porque puede ser muy revelador del contenido nutricional de un alimento y la compatibilidad con su cuerpo si puede medir con precisión los estados de ánimo que siguen a un determinado alimento.

Por ejemplo, si descubre que es intolerante a las nueces o la soya pero no tiene una alergia directa, es posible que después de consumir estas cosas se sienta más irritable, malhumorado o agitado. Esto se debe a que su cuerpo ya ha sentido la amenaza y está recibiendo fácilmente una respuesta de estrés en respuesta real a la amenaza percibida.

Preste mucha atención a lo que funciona para su cuerpo y lo que probablemente no. Esto le dará la oportunidad de evaluar realmente qué alimentos son adecuados para usted de forma personal y exhaustiva.

De esa manera, realmente comprenderá por qué no es bueno para usted comer ciertas cosas, mientras que otras pueden no ser tan difíciles de disfrutar.

En general, llevar un diario de alimentos es una buena manera de ponerse en contacto con usted mismo y su comida. En la mayoría de las culturas, la comida es una experiencia espiritual para compartir y disfrutar.

Se le da mucha más consideración de lo que suele ser en América del Norte.

Por esa razón, puede ser algo grandioso y curativo poder consolarse con alimentos específicos, sabiendo exactamente qué tipo de relación tendrá nuestro cuerpo con esos alimentos cuando se introduzcan en nuestro cuerpo.

Una de las claves más importantes para crear un plan de dieta infalible es conocer nuestro cuerpo y estar lo suficientemente en contacto con nosotros mismos para tomar buenas decisiones con la mayor frecuencia posible.

Cuando no estamos sincronizados con nosotros mismos, puede volverse casi imposible hacer lo que es mejor para nosotros. Pero simplemente llevar un diario de alimentos es una manera fácil de ayudarnos a conectar nuestros cuerpos y mentes y realmente enfocarnos en uno de los elementos clave para mejorar nuestra salud y bienestar.

## Capítulo 3: La Leptina E La Grelina

La grelina è un ormone che aumenta l'appetito. La grelina viene rilasciata nello stomaco e ha il compito di inviare segnali al cervello in modo da poter riconoscere che sei affamato.

Il corpo produce più grelina se una persona non mangia abbastanza. Pertanto, saltare i pasti equivale a una maggiore secrezione di grelina.

Gli studi hanno dimostrato che i livelli di grelina aumentano negli individui che soffrono di anoressia nervosa. Al contrario, i livelli di grelina diminuiscono nei bambini obesi.

Normalmente, los niveles de grelina aumentan bruscamente cuando una persona tiene mucha hambre y finalmente disminuyen después de comer con facilidad.I ricercatori rivelano anche che il ruolo della grelina non è limitato solo all'aumento dell'appetito. L'ormone grelina ha anche il compito complesso di regolare il peso corporeo di un individuo.

La leptina

La leptina funciona, por el contrario, como supresor del apetito. También se cree que esta hormona juega un papel importante en el equilibrio energético de una persona.

Algunos expertos creen que la leptina también puede ser responsable de regular las hormonas grelina.

È la leptina che invia segnali al cervello per riconoscere che il corpo ha abbastanza riserve di energia immediata, o semplicemente, ha mangiato abbastanza.

Sfortunatamente, gli studi hanno dimostrato che le persone obese sono spesso diventate resistenti ai segnali di leptina, nonostante il fatto che abbiano elevate quantità di leptina nel loro corpo.

## Capítulo 4: Lineamientos Sobre Dietas De Reflujo Ácido Apropiadas Y Alimentos A Evitar

Antes de tomar medicamentos, muchos médicos recomendarán a la persona con ERGE que haga cambios en su dieta, es decir, que tenga una dieta adecuada para el reflujo ácido. Es un cambio fácil y útil que uno puede hacer. Una dieta adecuada para el flujo de ácido puede marcar fácilmente la diferencia en la salud y la nutrición de muchas personas.

Con una dieta apropiada para el reflujo ácido, podría eliminar todos los síntomas atribuidos a esta condición y proporcionar un sueño sin interrupciones. Un plan de dieta efectivo y apropiado para el reflujo ácido incluye saber qué alimentos hay que evitar, cuáles consumir y buenos hábitos alimenticios.

En este libro, revisaremos algunos lineamientos importantes los cuales puedes seguir.

## 1. Evita comidas picantes

Manténgase alejado de la comida picante. Incluso los alimentos que no cree que sean picantes pueden desempeñar un papel en la creación de reflujo ácido, por lo que saber qué hay en sus alimentos y mantenerse alejado de los alimentos picantes es una excelente manera de aliviar el reflujo ácido de forma natural.

No con esto decimos que estás limitado a alimentos aburridos, solo significa que seas lo más modesto posible al consumir alimentos que puedan irritar tu estómago al punto de sentir dolor.

## 2. Reduce las comidas grandes

Una opción recomendada para un plan de dieta para el reflujo ácido siempre ha incluido comer comidas pequeñas todos los días en lugar de tres comidas grandes como lo hace la mayoría. Este es un buen hábito para todos, incluso si no tiene ERGE.

Esto le permite al estómago tener suficiente capacidad para una apropiada digestión.

## Chapter 5: Evita Cualquier Comida Antes De Ir A Dormir

Comer justo antes de acostarse, especialmente algo pesado, es la causa de los problemas de reflujo. Esto se debe a que el estómago tiene que producir grandes cantidades de ácido para poder digerir los alimentos. El exceso de ácido tiende a subir al esófago cuando te acuestas. En general, una buena práctica de este tipo es comer fácilmente su última comida antes de las 8:00 p. m. metro. todos los días.

La comida rápida es rica en grasa y causará que tu estómago produzca más ácido. La comida rápida también causa aumento de peso, lo cual agrava el problema del reflujo ácido.

El alcohol aumentará la secreción de ácido en el estómago. También puede alterar la contracción del esfínter esofágico. Es esta falta de contracción del músculo del esfínter lo que realmente conduce al reflujo ácido.

Asado o guisado, esto tendrá dos propósitos; ayudará a controlar los síntomas de reflujo ácido y te ayudará a mantener un menos peso.

No bebas alcohol en exceso, especialmente en vinos de fruta. Beber una copa pequeña de vino probablemente estará bien, pero mantenlo a un mínimo de una o dos veces por semana.

A person with acid reflux should simply avoid foods that easily increase acid secretion in the stomach. These foods include coffee, spicy foods, fresh tomatoes, citrus fruits, chocolate, and alcohol.

## Capítulo 6: Carnes Magras Y Fuentes Saludables De Proteína

Una cosa que se ha demostrado una y otra vez es que la proteína es excelente para el cuerpo por varias razones. No solo ayuda a desarrollar músculo, sino que también tiende a ayudar a evitar el hambre, lo que puede ser una excelente manera de reforzar el control de las porciones cuando parece más imposible.

Sin embargo, algunas fuentes de proteínas son mejores que otras, y si quiere asegurarse de animar a su cuerpo a sanar lo más rápido posible mientras desarrolla músculos que lo ayudan a quemar grasa rápidamente, debe evitar las fuentes de proteínas que en realidad acumulan más grasa. En tu cuerpo.

Las fuentes de proteína magra son las mejores para usted, especialmente si desea perder peso de manera efectiva y hacer lo que sea necesario para mantener el estilo de vida que está creando para usted.

Estas fuentes de proteínas son importantes en su proceso fácil de pérdida de peso, y el siguiente párrafo describirá las mejores fuentes de proteínas magras que puede encontrar, ya sean animales, plantas o semillas.

Los huevos son una de las mejores fuentes de proteína magra. Están llenos y llenos de ese nutriente específico. Y no es necesario comer muchos de ellos para obtener una gran cantidad de proteínas y un buen impulso de energía. ¡Este es un excelente refrigerio para tomar después de su entrenamiento para ayudarlo a desarrollar músculo y quemar grasa durante todo el día!

Las carnes magras se basan principalmente en aves, como la carne blanca que se encuentra en el pavo o el pollo. Las carnes rojas son más ricas en grasas y menos magras, lo que puede ser perjudicial para la pérdida de peso. Otras fuentes de proteína magra simplemente incluyen la soya y los mariscos, pero tenga mucho cuidado de dónde provienen los mariscos.

Unfortunately, some shellfish are contaminated with pollutants like mercury due to coal factories so actually close to the oceans, and you really need to be careful around farmed fish.

Busque mariscos criados éticamente si está interesado en agregarlos a su dieta, y recuerde que tomar decisiones sensatas e informadas sobre sus alimentos es la forma más rápida de seguir una dieta infalible de por vida.

Otras grandes fuentes de proteína magra incluyen nueces, como semillas de girasol, almendras, pistachos, anacardos, nueces, semillas de calabaza y otras nueces, y las nueces generalmente son ricas en alimentos saludables, proteínas y grasas.

Las grasas saludables incluyen solo cosas como nueces y semillas, mantequillas de nueces en particular, así como alimentos como aguacates y aceitunas. Incluso el aceite de oliva es una buena fuente de grasas saludables, y básicamente hace más daño que bien a largo plazo.

El pescado es otra buena fuente de grasas saludables, por lo que si puede encontrar una buena fuente de mariscos, comer pescado es una excelente manera de mantener su cuerpo delgado y saludable sin darse por vencido. la mente se siente satisfecha.

La diferencia entre la carne magra y la carne grasa suele ser el origen. Todas las carnes contienen al menos algo de grasa, pero es por eso que es tan bueno comer fácilmente pescados y otros mariscos seguros.Están llenos de grasas saludables, no de grasas malas.

En particular, la carne roja tiene más grasa porque los animales de los que proviene son más grandes, más firmes y tienen una dieta diferente a la del ganado, lo que proporciona una fuente de carne magra para consumir.

El pescado no contiene grasas saturadas como otras carnes, por lo que se considera la mejor opción para cualquier persona que realmente quiera simplemente comer carne a largo plazo para mantenerse y tratar de vivir lo más saludable posible.

En general, la carne tiene sus pros y sus contras, y si eres vegano o vegetariano o no te gusta comer mucha carne, existen otras opciones de proteínas. solo tenga en cuenta que el tofu se hace fácilmente con soja, al igual que el tempeh, y hay otros alimentos que también pueden proporcionar buenas proteínas. como nueces, mantequillas de nueces, semillas e incluso algunas verduras.

Cualquiera que sea su estilo de vida, todos podemos comer bien y tomar decisiones que nos mantengan más saludables, felices y mentalmente más agudos que nunca.

## Capítulo 7: ¿Cómo Funciona La Dieta Alcalina?

Como dije antes, una dieta alcalina enfatiza los alimentos alcalinos como frutas y verduras enteras y ciertos granos enteros, que son bajos en densidad calórica. Los alimentos dietéticos saludables implican el equilibrio ideal entre alimentos acidificantes y alcalinizantes.

El cuerpo incluye una serie de sistemas de órganos que son expertos en neutralizar y eliminar el exceso de ácido, pero hay un límite en la cantidad de ácido que incluso un cuerpo sano puede manejar de manera realmente efectiva. El cuerpo es capaz de mantener un equilibrio ácido-alcalino siempre que los órganos funcionen correctamente, se consuma una dieta alcalina bien equilibrada y se eviten otros factores productores de ácido, como el consumo de tabaco.

Cuando comemos alimentos generadores de ácido, nuestro cuerpo trabaja para traer nuestro pH de la sangre de vuelta al equilibrio mediante la liberación de minerales alcalinos ricos en nuestra circulación sanguínea.

Si no comemos suficientes alimentos formadores de alcalinos, entonces nuestro cuerpo tiene que extraer estos minerales de nuestros huesos, dientes y órganos.Esto puede poner en peligro nuestro sistema inmunológico, causar fatiga y nos hace vulnerables a los virus y enfermedades.

La dieta alcalina es también conocida como la dieta ácido-alcalina o la dieta ceniza alcalina.

Cuando metabolizamos los alimentos y extraemos la energía de ellos, en realidad se están quemando los alimentos, solo que sucede de una manera lenta y controlada.

Cuando se queman los alimentos, en realidad dejan un residuo de ceniza, al igual que cuando se quema la madera en un horno.

Como resultado, esta ceniza puede ser ácida o alcalina y los defensores de la dieta alcalina afirman que esta ceniza puede afectar directamente a la acidez del cuerpo. Por eso es que puede llamársele de este modo.

Entonces, si usted come fácilmente alimentos con ceniza ácida, simplemente hará que su cuerpo se vuelva ácido. Si comes fácilmente alimentos con ceniza alcalina, alcalinizarás tu cuerpo. En el caso de ceniza neutra no tiene efecto. Tan simple como eso.

La ceniza ácida es vulnerable a las enfermedades, mientras que la ceniza alcalina se considera protectora. Al elegir los alimentos más alcalinos, debería poder alcalinizar su dieta y mejorar realmente su salud.

La parola leptina deriva dalla parola greca "Leptos" che si traduce in "sottile". La leptina svolge un ruolo enorme all'interno del corpo per quanto riguarda la fame e l'appetito. È anche essenziale nel comportamento, nel metabolismo e nel dispendio energetico, rendendolo uno degli ormoni più vitali derivati dal tessuto adiposo.

Il tessuto grasso all'interno del corpo è responsabile della produzione dell'ormone della leptina. Dal momento che è secreto dalle cellule adipose, sarebbe facile presumere che più una persona è obesa, più leptina ha a disposizione per dire al proprio corpo che tali cellule sono "piene". Entonces se supone que su peso se normaliza de nuevo.

Questa è una teoria meravigliosa; tuttavia, quando si tratta di percorsi endocrini e metabolici danneggiati, diventa tutto più difficile. La leptina è lì e semplicemente non sta facendo quello che dovrebbe.

La leptina è l'ormone che produce una sensazione di sazietà o pienezza e segnala al corpo quando ha mangiato abbastanza cibo. Cuando funciona de manera óptima, esta hormona puede hacer que sea más fácil resistir la tentación de comer alimentos ricos en calorías.

La leptina circola all'interno del flusso sanguigno, trasmettendo messaggi al cervello per quanto riguarda l'accumulo di energia. Funziona così nella regolazione del metabolismo e dell'appetito.

Una percentuale di persone soffre di obesità grave a causa di uno squilibrio ormonale di leptina. Debido a este problema real, continuamente quieren simplemente comer más y más alimentos.Ci sono stati numerosi studi e prove per il trattamento dello squilibrio e conseguentemente al problema dell'obesità, che sono tutt'ora in corso.

Gli studi dimostrano che a causa della scarsa solubilità e la bassa quantità circolante di leptina, sono necessarie dosi frequenti e di grandi quantità.

Resistenza alla leptina

La leptina está directamente relacionada con los niveles de insulina. La resistencia a la leptina es una condición experimentada por muchos hoy en día. Esto termina simplemente activando más mecanismos para simplemente aumentar las reservas de grasa en lugar de quemar fácilmente el exceso de grasa almacenada.

Il corpo rilascia leptina ma il cervello non risponde al *"trigger leptin"* come dovrebbe. In poche parole, il cervello non si rende conto che lo stomaco è pieno, quindi l'appetito non viene soppresso. Questa condizione è caratterizzata da obesità, problemi di zucchero nel sangue, ipertensione, ictus e malattie cardiache.


Livelli elevati di leptina con resistenza alla leptina possono anche far invecchiare più velocemente del normale, diminuire la fertilità e contribuire all'obesità. Los signos de resistencia a la leptina pueden incluir simplemente dificultad para mantener cambios simples en el régimen de salud y realmente dificultad para mejorar un

problema de salud o perder peso
fácilmente.

La resistenza alla leptina è una situazione complessa che coinvolge il sistema endocrino. La buona notizia è che puoi fare cambiamenti duraturi; tuttavia, richiederà forza di volontà e costanza.

## Capítulo 8: Cómo Crear Un Plan De Dieta Alcalina

¿Estás familiarizado con la alcalinidad de los alimentos que comes fácilmente? ¿Debería importarte? Básicamente, es un conocimiento común que los alimentos que comemos tienen un gran impacto en nuestra salud y bienestar, y la incorporación de alimentos integrales alcalinizantes realmente puede ayudarnos a sentirnos mejor.

Dado que la dieta alcalina no se basa en ser un perfeccionista, ten en cuenta la regla 80/35 a 45 a 120 al hacer tus compras de comestibles. Compra un montón de frutas y verduras frescas, nueces y frijoles mientras se otorga 35 a 45 a 120 por ciento de alimentos ácidos no animales, como alimentos procesados, café y edulcorantes.

Para practicar un estilo de vida saludable de manera efectiva, es posible que debas trabajar un poco más en la preparación de comidas de lo que estás acostumbrado. simple Comenzar con un desayuno energizante como granola o espinacas y un licuado de frutas asegurará que obtenga un impulso fácil de energía.especialmente si decides eliminar el café. Puedes cambiar tu café de la mañana por el té verde, kombucha energizante y leche de almendras.

Si sus hábitos semanales implican reuniones de almuerzo y menús dudosos, debes memorizar algunos sustitutos básicos y ajustes para mantenerte al día cuando salgas a comer. Pide una ensalada vegana sin aderezo, en lugar de una vinagreta ligera. Las sopas y guisos libres de animales, las verduras salteadas y los wraps de verduras con quinua o arroz salvaje son otras excelentes opciones a tener en cuenta.

Si deseas optimizar tus opciones, empaca almuerzos prefabricados y un montón de bocadillos frescos para que te acompañen durante todo el día, así siempre estarás bien encaminado y satisfecho.

## Mantente hidratado

Cuando la temperatura es alta, es esencial hidratarse adecuadamente, independientemente de si estás físicamente activo o simplemente descansas en una playa soleada. No beber un gran vaso de agua antes de correr por la mañana, sudar excesivamente durante los entrenamientos y soportar temperaturas altas son formas seguras de deshidratarse. El consumo de agua durante el ejercicio simple realmente puede ayudar a combatir la fatiga y alargar la resistencia. A continuación, hay algunas formas de determinar si estás bien hidratado y es fácil y conveniente de seguir.

El color de la orina puede ser una buena señal. Si es un color de agua limpia, la probabilidad de que estés hidratado es muy alta. Si el color es oscuro o tiene un olor extraño, es un indicador de que estás deshidratado. Tenga en cuenta que si solo está tomando un suplemento de vitamina B12, esto puede afectar el color de su orina, pero no significa que solo esté deshidratado, sin embargo,siempre consulte con su médico para asegurarse de lo que está pasando si sospecha cualquier cosa.

Otro método para determinar tu nivel de hidratación es controlar tu peso antes y después de hacer ejercicio. La diferencia de peso de hidratación antes /después te proporcionará una señal de tu nivel de hidratación. Si has aumentado o mantenido el mismo peso, podrías concluir que estás hidratado. Si acaba de perder una cantidad significativa de peso fácilmente, realmente necesitará beber más agua para recuperar el peso que ha perdido.

## Sopa De Zanahorias Y De Puerros

INGREDIENTES:

- 1 lata de frijoles
- 6 tazas de caldo de verduras
- 2 ramitas de romero fresco
- Sal marina y pimienta
- 2 zanahorias
- 1 hinojo en rodajas finas
- 1 taza de col de saboya en rodajas finas
- 4 dientes de ajo picado
- 3 cucharadas de aceite de coco
- Un puñado de perejil picado

## Preparación

1. Caliente una olla grande sobre la estufa a fuego medio-bajo.

2. Agregue el aceite y los puerros, el hinojo y las zanahorias y deje que los vegetales se cocinen o hasta que los puerros estén lo suficientemente suaves y ligeramente dorados.

3. Agregue el romero y el ajo y deje cocer durante un minuto más o menos.

4. A continuación, agregue el repollo y saltee por uno o dos minutos más.

5. Vierta el caldo de verduras en la mezcla y deje hervir.

6. Tan pronto como hierva el caldo, agregue los frijoles y cocine a fuego lento durante unos 15 a 35 a 45 a 120 minutos o hasta que todos los vegetales se hayan licuado.

7. Agregue el perejil en la sopa y sazone con sal y pimienta al gusto.

8. Vierta en tazones individuales, sirva y disfrute.

# Delizioso Porridge Di Noci Di Tigre Con Frutta

## Ingredienti

- 1 cucchiaio di semi di chia
- 1 cucchiaio di semi di lino macinati
- Noci a piacere
- 4 cucchiai di noci di tigre macinate
- 1120 ml di acqua calda
- 1 banana

## Preparazione:

1. Per prima cosa far bollire l'acqua nel bollitore.

2. Poi schiacciare la banana in una piccola ciotola.

3. Si possono poi aggiungere le noci di tigre. Poi aggiungere l'acqua, mescolando costantemente.

4. Poi aggiungere i semi di chia, i semi di lino e le noci.

5. Lasciare il tutto in infusione per circa 35 a 45 a 120 minuti. Infine, è possibile guarnire il porridge di noci di tigre come si desidera.

# Súper Batido Desintoxicante De Col Rizada Y Pepino

Ingredientes:

- 1 limón orgánico con cascara bien lavado y sin semillas
- 1 manzana verde cortada en cuartos
- 1 taza de lechuga romana orgánica
- Agua pura al gusto
- 1 pepino grande orgánico
- 3 tallos de apio orgánico
- 1 taza de brócoli orgánico
- 1 taza de col rizada orgánica
- Cubos de hielo al gusto

**Dirección:**

1. Mezclar muy bien todos los ingredientes en la licuadora o en el NutriBullet hasta que quede un batido con una buena consistencia suave y uniforme.

2. Servir de inmediato y disfrutar!

3. Este es un batido excelente para iniciar un nuevo día limpiando nuestro organismo de toxinas.

# Calabazas Espagueti Rellenas De

Ingredientes:

- 1 pimentón (rojo) o 1 naranja
- 2 cucharaditas de tomillo (seco)
- 1 chalote (mediano)
- 1 calabaza espagueti grande o 2 pequeñas
- 1 taza de guisantes verdad
- 2 cucharadas de aceite de coco
- 2 cebolletas
- 1 cucharadita de polvo de ajo
- 1/2 taza de nueces (cortadas)
- 1 1 taza de quínoa (cocida)
- Pimienta negra y sal rosa (al gusto)

Dirección:

1. Precalienta el horno a 450°F

2. Lava las calabazas espagueti. Rebánalas a la mitad.

3. Retira las semillas y hornéalas hasta que se tornen tiernas por unos 45 a 120 minutos.

4. Mientras las calabazas comienzan a asarse, agrega 1 cucharada de aceita a la sartén y añade el chalote.

5. Cocínalo. Agrega el pimentón hasta que se suavice.

6. Añade guisantes verdes, nueces, especias y la quínoa cocida hasta que se calienten.

7. agrega sabor con pimienta y sal rosa.

8. Divide la calabaza en 1 a 5 mitades y ponlas de nuevo en el horno por 10 a 15 minutos.

9. Retíralas del horno y sírvelas luego de poner un poco de verde fresco por encima.

10. puedes usar hojas de ensalada verdes y brócoli.

## Gachas Alcalinas Con Cobertura

Ingredientes

- 1 cucharadita de canela.
- 1 cucharadita de cúrcuma.
- Fruta fresca o seca al gusto.
- Añade copos de coco, almendras u otros frutos secos si lo deseas.
- 1500 ml de leche de almendras.
- 4 cucharadas de copos de avena ecológica.
- 1 cucharada de semillas de amapola.
- 1 cucharada de linaza.
- 1 cucharada de semillas de girasol.

**Preparación:**

1. Primero vierte la leche de almendras en una olla.
2. A continuación, añade los copos de avena, las semillas de amapola, de lino, de girasol, la canela y la cúrcuma.
3. Ahora calienta todos los ingredientes en la olla, pero ¡no deben hervir! Luego, deja que se expanda durante unos 10 a 15 minutos y déjalo enfriar.
4. A continuación, coloca las gachas terminadas en un bol y adorna el desayuno con frutas o frutos secos de tu elección.

## Tazón De Acai Exótico

Ingredientes:

- 120 g de mango maduro.
- 1 fruta del dragón.
- 1 cucharadita de semillas de chía.
- 1 cucharada de nibs de cacao.
- 1 cucharadita de chips de coco.
- 1 plátano congelado.
- 2120 g de bayas congeladas.
- 1 cucharada de acai en polvo.
- 1 cucharadita de jarabe de agave.
- 250 ml de leche de almendras sin azúcar.

**Preparación:**

1. En una licuadora potente añade el plátano y las bayas congeladas, el polvo de acai, el jarabe de agave y la leche de almendras.

2. Mezcla todos los ingredientes hasta obtener una consistencia cremosa, como un puré, y si es necesario añade un poco más de leche de almendras.

3. Ahora pela el mango y córtalo en cubos pequeños.

4. A continuación, lava la fruta del dragón, córtala en cuartos y luego córtala en trozos aún más pequeños.

5. Después, sirve el puré así obtenido en un cuenco más grande y adórnalo con el mango, las rodajas de fruta del dragón, las semillas de chía, los nibs de cacao y los chips de coco.

6. Este cuenco es perfecto para tus desayunos de verano.

## Súper Batido Anti-Cáncer De Kiwi Y Jengibre

Ingredientes:

- 1 trozo de jengibre orgánico
- 4 tallos de apio orgánico
- 1 taza y 1 de agua alcalina
- 2 kiwis orgánicos bien lavados
- 1 manojo de lechuga orgánica bien lavada

Preparación:

1. Mezclar muy bien todos los ingredientes en la licuadora a alta potencia hasta obtener un batido suave y con una textura suave homogénea listo para beber.

2. ¡Sírvalo y Disfrútelo!

3. El kiwi es un súper alimento natural que está cargado de flavonoides antioxidantes, vitamina C, vitamina K, carotenoides, folate, potasio, luteína, fibra, magnesio, cobre fosforo y zeaxatina.

4. Todos estos son componentes que fortalecen y restauran nuestro sistema inmune y su consumo previene el daño causado por los radicales libres previniendo el crecimiento del cáncer en nuestro sistema de forma natural.

5. El kiwi también contiene nutrientes probioticos esenciales para el mantenimiento de una buena salud, su consumo nos ayuda a mantener un sistema digestivo limpio y saludable.

6. Al consumir kiwi también fortalecemos nuestras células intestinales y nos ayuda a eliminar sustancias cancerígenas.

7. Por su parte el apio contiene componentes naturales que ayudan a detener el desarrollo del cáncer, estos componentes son la luteolina y el apigenina.

8. Estas son sustancias anti-oxidantes

9. flavonoides que actúan como escudos contra el cáncer dentro de nuestro sistema cuando las ingerimos.

10. El componente apigenina provoca y estimula la muerte inducida de las células cancerígenas por el propio organismo o proceso conocido como apoptosis.

11. Este proceso inducido naturalmente al consumir el apio causa la autodestrucción de las células cancerígenas en nuestro sistema.

12. El apio es también un poderos anti-inflamatorio natural que ha sido utilizado tradicionalmente por la medicina natural China para combatir la artritis.

13. Por otra parte, el componente luteolina del apio logra detener el crecimiento de las células cancerígenas de forma natural, esto de acuerdo a un estudio publicado por el diario BioMed Central de Gastroenterología en el que se señalan sus bondades para combatir el cáncer de colon.

14. El consumo del apio también nos ayuda a restaurar y a balancear los niveles de pH en nuestro sistema.

15. El apio es uno de los mejores alimentos alcalinos que debe ser incluido en nuestra dieta anti-cáncer para volver más alcalino nuestro sistema.

16. Un pH muy acido estimula el crecimiento de las células de cáncer,

un pH más alcalino promueve un cuerpo más saludable.

## Batido De Melocotón Dulce

Ingredientes

- 2 cucharadas de semillas de cáñamo
- 1 cucharadita de jengibre
- zumo de dos limones
- 2 melocotones pelados y pelados
- 2120 ml de leche de almendras
- 8 cubitos de hielo

1. Vierta el melocotón, la leche de almendras y el limón en la batidora. Mezclando.
2. Añadir el resto de los ingredientes.
3. Servir y disfrutar.

4. Ideal para aquellos que quieren hacerlo agradable y dulce sin tener que trabajar con azúcar o sustitutos de azúcar.

## Sándwich Alcalino

Ingredientes

- 2 cucharadas de aceite de oliva virgen extra
- zumo de limón
- 1 pizca de sal
- 1 pizca de pimienta
- 25 g de albahaca
- Algunas hojas de cilantro
- 120 g de nueces
- 1 diente de ajo

**Sándwich:**

- 2 cucharadas de humus
- 1 tomate picado
- Aguacate picado
- 2 rebanadas de pan integral, sin gluten
- Unas pocas hojas de lechuga

1. Mezclar todos los ingredientes del pesto excepto el aceite y mezclar hasta obtener una mezcla uniforme.
2. Con el aceite de oliva, usted puede lograr la consistencia deseada de su elección.
3. Tostar las rebanadas de pan.
4. Esparza el humus y el pesto acabado uniformemente sobre las rebanadas de pan y refine con los ingredientes restantes.
5. Disfruta.

# Smoothie Con Germinados Y Camotes

Ingredientes:

- 500 ml de agua de coco
- 4 cucharadas de aceite Omega 3
- 4 cucharadas de aceite de oliva
- Una pizca de sal del Himalaya
- Una pizca de pimienta negra
- 250 g de rodajas de zanahoria
- 4120 g de germinados de soja
- 350 g de pulpa de coco
- 350 g - 1 kg de crema de coco
- 4120 g de boniato

**Dirección:**

1. Limpiar a fondo los brotes de judías. Hervirlas para que se ablanden.

2. Cortar la batata en trozos pequeños y dejarla hervir hasta que esté blanda. Deje que se enfríen.

3. Poner la crema de coco y la carne en una licuadora y batir hasta que quede suave.

4. Añadir el aceite Omega 3 poco a poco para combinar.

5. Añadir el aceite de oliva de la misma manera y reservar.

6. Poner el agua de coco, las zanahorias, los camotes y los germinados en la licuadora y batir hasta que estén suaves.

7. Colocar la mezcla en un vaso y mezclar con la crema de coco.

Use sal del Himalaya y pimienta negra al gusto.

## Té De Chile Caliente

Ingredientes:

- 2120 ml de zumo de limón
- 4 cucharadas de hojas de menta
- Unos cubitos de hielo
- 2 cucharadas de Rooibos
- 10 cucharadas de copos de chile rojo
- 2 litros de agua (alcalina)

**Dirección:**

1. Hervir el agua.
2. Añadir la raíz de Rooibos.
3. Después de 5 minutos, añada las hojuelas de chile y apague el fuego.
4. Dejar reposar durante 5 minutos.
5. Usar un colador para destilar el agua y colocarla en una taza.

6. Mezclar con el zumo de limón y remover.

7. Añadir los cubitos de hielo para enfriar el líquido.

8. Una vez frío, cubrirlo con las hojas de menta picadas y servir.

## Rosquillas De Coco

- 1 cucharada de stevia líquida
- 3 cucharadas de cacao en polvo sin azúcar
- 1/4 taza de aceite de coco
- 1/3 taza de harina de coco
- 4 huevos
- 1/2 cucharadita de bicarbonato de sodio
- 1/2 cucharadita de levadura en polvo
- 1/2 cucharadita de café
- 1/3 taza de leche de almendras sin azúcar

Procedimiento:

1. Precalienta el horno a 1120 ° C.

2. Engrase una sartén con aceite y déjela a un lado.

3. Agregue todos los ingredientes a un tazón grande y mezcle hasta que se mezclen uniformemente.

4. Vierta la mezcla en el molde previamente preparado y hornee por 35 a 45 a 50 minutos.

6. ¡Disfrute de su comida!

## Chucrut Y Ensalada Con Huevos

- 1/2 taza de chucrut
- Sal y pimienta para probar
- 6 huevos duros
- 1/4 taza de mayonesa

Procedimiento:

1. Pelar y picar los huevos, ahora ponerlos en un bol.

2. Agrega el resto de los ingredientes a los huevos y mezcla bien.

3. ¡Disfrute de su comida!

## Mezcla De Espinacas, Calabacines Y Berenjenas

Ingredientes:

- 1 ramita de tomillo fresco
- 4 tomates, sin semillas
- 3 hojas frescas de albahaca, en rodajas finas
- 1 cucharada. mantequilla
- Pizca de sal
- Pizca de pimienta molida
- 2 C Ourgettes, en rodajas finas
- 1 taza de espinaca fresca
- 1 berenjena, cortada en rodajas
- 1 pimiento rojo asado, picado
- 2 cucharadas. aceite de oliva virgen extra

## Direcciones:

1. Precaliente el horno a 250 grados F. Selle los anillos del muffin con una película transparente.

2. Mientras tanto, caliente el aceite de oliva en la sartén.

3. Freír la berenjena durante 5 a 10 minutos o hasta que esté dorada por todos lados.

4. Coloque la berenjena cocida en una bandeja para hornear.

5. Cocine en el interior del horno durante 10 minutos.

6. Transferir a un plato forrado con papel de cocina. Dejar de lado.

7. En la misma sartén cocer los calabacines durante 1-5 minutos.

8. Escurrir utilizando un papel de cocina.

9. Condimentar con sal y pimienta.

10. Espolvorear las hojas de tomillo.

11. Usando una sartén de base pesada, ponga aceite, tomates y albahaca. Cocinar durante 5 a 10 minutos.

12. Añadir la mantequilla, el ajo y las espinacas.

13. Cocine hasta que toda el agua se evapore.

14. Agregue la nuez moscada.

15. Condimentar con sal y pimienta.

16. Cubra la base de los anillos de muffin con hojas de espinaca.

17. Ponga los calabacines alrededor de los bordes.

18. Poner la mezcla de tomate entre los anillos.

19. Coloque las berenjenas en la parte superior.

20. Selle la parte superior con la película.

21. Chill durante la noche. Retire de los aros y sirva.

## Smoothie Proteico Vitaminico

Ingredienti:

- 1 tazza di mirtilli
- 1 tazza di ciliegie
- 1 tazza di pesche
- 1 tazza di acqua di cocco
- 1 cucchiaio di semi di canapa
- 1 cucchiaio di agave
- 1 tazza di fragole

**Dirección:**

1. Mettete tutte le bacche e gli altri ingredienti nel frullatore, poi lavorarle fino ad ottenere un composto liscio e cremoso.

2. Servire immediatamente.

# Delizioso Budino Di Riso Fatto Con Quinoa E Mandorle

## Ingredienti

- 150 g di lamponi
- 2 cucchiai di mandorle a scaglie
- 2 cucchiai di fiocchi di cocco
- 2 cucchiai di miele liquido
- 150 g di quinoa
- 350 ml di latte di mandorle
- 1 pizzico di cannella macinata

**Preparazione:**

1. Per prima cosa lavare i lamponi e scolarli. Se si utilizzano frutti di bosco congelati, lasciarli semplicemente scongelare.

2. Versare la quinoa in un setaccio e poi sciacquarla bene con acqua.

3. Mettere la quinoa, il latte di mandorle e la cannella in una casseruola e portare a ebollizione lentamente a fuoco medio.

4. Poi lasciare sobbollire il tutto per 15 minuti.

5. Togliere la pentola dal fornello e lasciare aumentare il tutto per 10 a 15 minuti.

6. Poi versare il porridge in due ciotole e guarnire entrambe con 1 cucchiaio di mandorle e scaglie di cocco.

7. Aggiunger i lamponi e irrorare con un po' di miele.

8. Mangiare mentre è ancora caldo.

## Batido De Mantequilla De Almendras Con Bayas

Ingredientes:

- 1 plátano
- 4 cucharadas de mantequilla de almendras crudas
- 1 cucharada de chía
- 2 tazas de leche de almendras
- 2 tazas de espinacas frescas
- 1 taza de bayas o fresas congeladas mezcladas

Preparación:

1. Mezcla primero la leche de almendras y las espinacas.
2. Agrega el resto de los ingredientes menos la chía y mezcla de nuevo.

3. Agrega la chía una vez que la mezcla esté suave, luego presiona a una velocidad baja para mezclar.

4. Finalmente, cubre la mezcla completamente con semillas de chía para expandir. ¡Disfruta!

## Almuerzo: Pasta Kale Pesto

Ingredientes:

- Sal marina y pimienta
- Jugo de 2 limas
- 1 calabacín cortado en espiral (fideos de calabacín)
- 2 tazas de albahaca fresca
- 1 puñado de col rizada
- 1/2 taza de nueces
- 1/2 taza de aceite de oliva virgen extra

**Preparación:**

1. Durante la noche, remoja las nueces para ablandarlas.

2. Agrega todos los ingredientes en una licuadora y pulsa hasta que la consistencia se vuelva cremosa.

3. ¡Añade la mezcla a los fideos de calabacín y sirve!

**Dulces Alcalinos**

INGREDIENTES:

- 1/2 taza de semillas de lino
- 6 dátiles picadas
- 1 taza de mantequilla de almendra cruda
- 1 taza de semillas de cáñamo
- 2 cucharadas de vainilla
- 3 cucharaditas de canela
- 1/2 de taza de semillas de cacao
- 3 cucharaditas de semillas de chía

## Preparación

1. Mezcle en el procesador la taza de mantequilla de almendras crudas y las seis dátiles picadas.

2. Agregue el resto de los ingredientes restantes en el procesador de alimentos a excepción de las semillas de cáñamo.

3. Continúe pulsando hasta que haya creado una bola en el procesador de alimentos.

4. Con las manos, enrolle la mezcla en bolas del tamaño de una pulgada y luego cubra las golosinas con semillas de cáñamo y con las 5 cucharaditas de semillas de chía.

5. Almacene las bolas en un recipiente hermético.

6. Estos dulces son buenos por hasta una semana. Sirva en un plato y disfrute.

## Sándwich Alcalino

- 2 cucharadas de aceite de oliva virgen extra
- zumo de limón
- 1 pizca de sal
- 1 pizca de pimienta
- 25 g de albahaca
- Algunas hojas de cilantro
- 120 g de nueces
- 1 diente de ajo

Sándwich:
- 2 cucharadas de humus
- 1 tomate picado
- Aguacate picado
- 2 rebanadas de pan integral, sin gluten

- Unas pocas hojas de lechuga

1. Mezclar todos los ingredientes del pesto excepto el aceite y mezclar hasta obtener una mezcla uniforme.
2. Con el aceite de oliva, usted puede lograr la consistencia deseada de su elección.
3. Tostar las rebanadas de pan.
4. Esparza el humus y el pesto acabado uniformemente sobre las rebanadas de pan y refine con los ingredientes restantes.

## Panqueques De Banana

Ingredientes:

- 1/2 taza de leche de almendras sin azúcar
- 2 claras de huevo orgánicas
- 2 cucharaditas de mantequilla de almendras
- 1 plátano pelado y bien machacado
- 1/8 cucharadita de extracto orgánico de vainilla
- 1 cucharadita de aceite de oliva
- 1/2 taza de avena arrollada
- 1/2 taza de harina de arrurruz
- 1 cucharadita de polvo de hornear orgánico
- 1/2 cucharadita de bicarbonato de sodio orgánico

- 1/8 cucharadita de canela molida
- 1 banana, pelada y en rodajas

**Preparación:**

1. En un tazón grande, agrega la harina, la avena, el bicarbonato de sodio, el polvo de hornear y la canela y mezcla bien.
2. En otro tazón, agrega la leche de almendras, las claras de huevo, la mantequilla de almendras, el puré de plátano y la vainilla y bate hasta que estén bien combinados.
3. Agrega la mezcla de harina y mezcla hasta que esté bien combinado.
4. En una sartén grande, calienta el aceite a fuego medio-bajo.
5. Agrega la mitad de la mezcla y cocina durante aproximadamente
6. 1-5 minutos.

7. Voltea al otro lado y cocina por 1-5 minutos más.

8. Repite con la mezcla restante.


Sirve cubierto con rodajas de plátano.

## Pasteles De Verduras

Ingredientes:

- 1/2 taza de mantequilla
- 1 cucharadita de extracto de levadura
- 1/2 libra de hongos, picados
- 1 nabo, pelado y cortado en cubitos.
- 1 cebolla, en rodajas finas
- 1 masa de trigo integral para la corteza.
- Pizca de sal
- Pizca de pimienta
- 1 huevo batido
- 1 taza de queso cheddar, rallado
- 1 huevo
- 1 zanahoria, cortada en rodajas finas
- 1/2 taza de leche
- 2 cucharadas de Agua
- 1 patata, cortada en cubitos

**Dirección:**

1. Precaliente el horno a 450 grados.

2. Cortar la masa de pastelería en cuatro porciones iguales.

3. Enrollar la masa en forma cuadrada.

4. Dejar de lado.

5. Mientras tanto, coloque una sartén a fuego medio.

6. Calentar la mantequilla hasta que se derrita. Saltear la cebolla y cocinar por 2 minutos o hasta que esté transparente.

7. Agregue la zanahoria, la papa, el nabo, los champiñones y el agua.

8. Cocinar durante 10 a 15 minutos.

9. Revuelva hasta que estén bien combinados.

10. Disolver la levadura en un bol.

11. Vierta la leche.

12. Añadir el huevo.

13. Vierta la mezcla a las verduras.

14. Cocine hasta que la mezcla espese.

15. Condimentar con sal y pimienta.

16. Añadir el queso. Retírelo del calor.

17. Dejar enfriar unos minutos.

18. Vierta 1/2 del relleno en cada plaza de pastelería.

19. Doblar en diagonal. Presione los bordes para sellar.

20. Pincelar con el huevo batido.

21. Coloque los pasteles en la bandeja para hornear.

22. Coloque dentro del horno y cocine por 30 a 35 minutos, o hasta que esté dorado. Servir.

# Frullato Mente Brillante

Ingredienti:

- 1 tazza di frutta tropicale congelata
- 1 tazza di fragole congelate
- 1 tazza di latte di mandorla alla vaniglia non zuccherato
- 1 cucchiaio di semi di canapa
- 1/2 di tazza di chicchi di melograno
- 1 tazza di yogurt greco magro

**Indicazioni:**

1. Versare tutti gli ingredienti nel blender.
2. Frullare fino ad ottenere un composto omogeneo.

3. Aggiungere qualche cubetto di ghiaccio e servire il frullato.

## Recetas Requeridas

- I taza de manzana en cubos
- 1 Plátano Burro
- 1 taza de mango en cubos
- 1 taza de sandía en cubos
- 1 cucharadita de cebolla en polvo
- 3 cucharadas de jugo de lima
- Fecha de azúcar al gusto (si lo desea)
- Técnicas de preparación

1. En un recipiente limpio, enjuague la verdura con agua limpia.
2. Cubed Banana, Apple, Mango, Watermelon y agregue otros artículos en la licuadora y mezcle para lograr batidos homogéneos.

3. Sirve tu deliciosa desintoxicación medicinal.

4. Alternativamente, puede agregar una cucharada de cebolla roja cruda finamente picada si la cebolla en polvo no está disponible.

## Deliciosa Dieta De Verduras Salteadas

Ingredientes

- Quince Tomates Cherry picados.
- Dos tazas de brócoli picado.
- Dos paquetes de Hongos Ostra picados.
- Cuatro calabacines en rodajas.
- Dos pimientos rojos y verdes pequeños.
- Cinco cucharadas de aceite de oliva.
- Una cebolla amarilla pequeña en rodajas.

Dirección

1. Vierta su aceite de oliva en una cacerola y caliente.

2. Agregue los tomates y las cebollas y revuelva.

3. Agregue los condimentos y saltee durante unos 5-10 minutos.

4. Añadir los champiñones y saltear durante 1-5 minutos.

5. Agregue lo siguiente y saltee por otros 5-10 minutos; pimientos, calabacines y brócoli.

6. Disfrutar.

# Sabroso Batido De Musgo De Mar

Ingredientes

- Tres cucharaditas de extracto de vainilla.
- Cuatro cucharaditas de mantequilla de almendras.
- Tres tazas de leche de almendras.
- Una cucharadita de musgo de mar.
- De tres a cuatro tazas llenas de agua.
- Dos cucharaditas de canela.
- Una taza de jarabe de arce.

## Dirección

1. Ponga su musgo de mar en una olla con agua hirviendo.

2. Recoja el musgo de mar hervido y mézclelo bien.

3. Agregue las recetas restantes al musgo marino licuado en la licuadora.

4. Vuelva a batir hasta que quede uniforme.

5. Disfrutar.